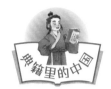

典籍里的中国

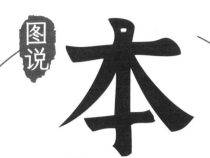

图说 本草纲目

聂 晶／主编

张海君／文　君阅动漫／图

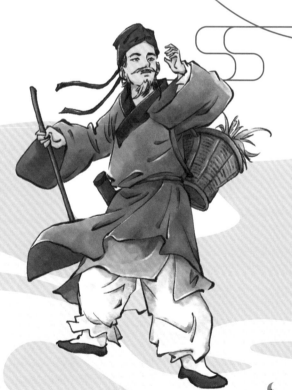

花山文艺出版社

河北·石家庄

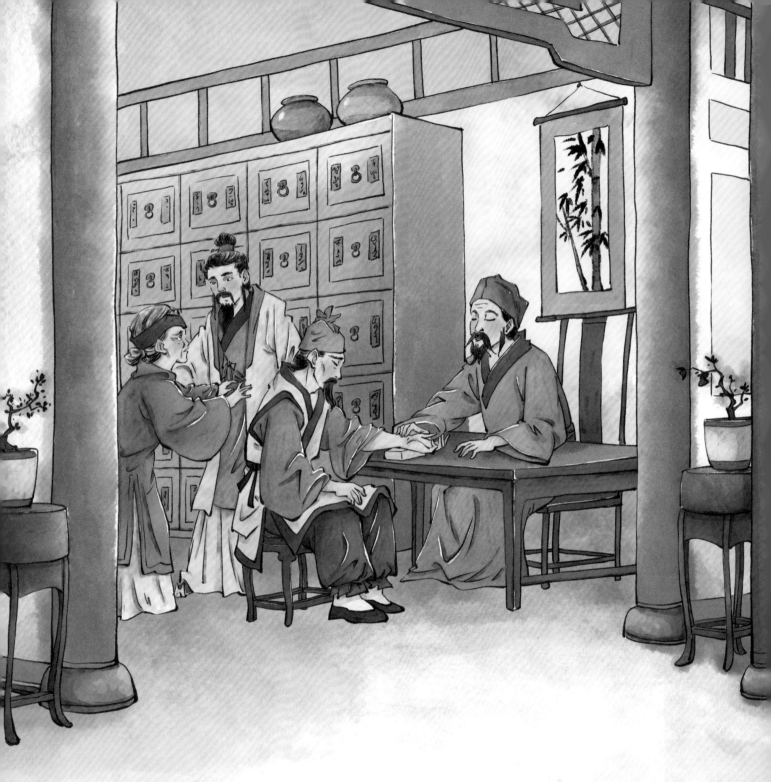

　　李时珍出生在一个医药世家，他的祖父和父亲都是治病救人的民间医生。

　　由于当时民间医生的地位很低，因此李时珍的父亲并不想让他学医，而是打算让他参加科考。

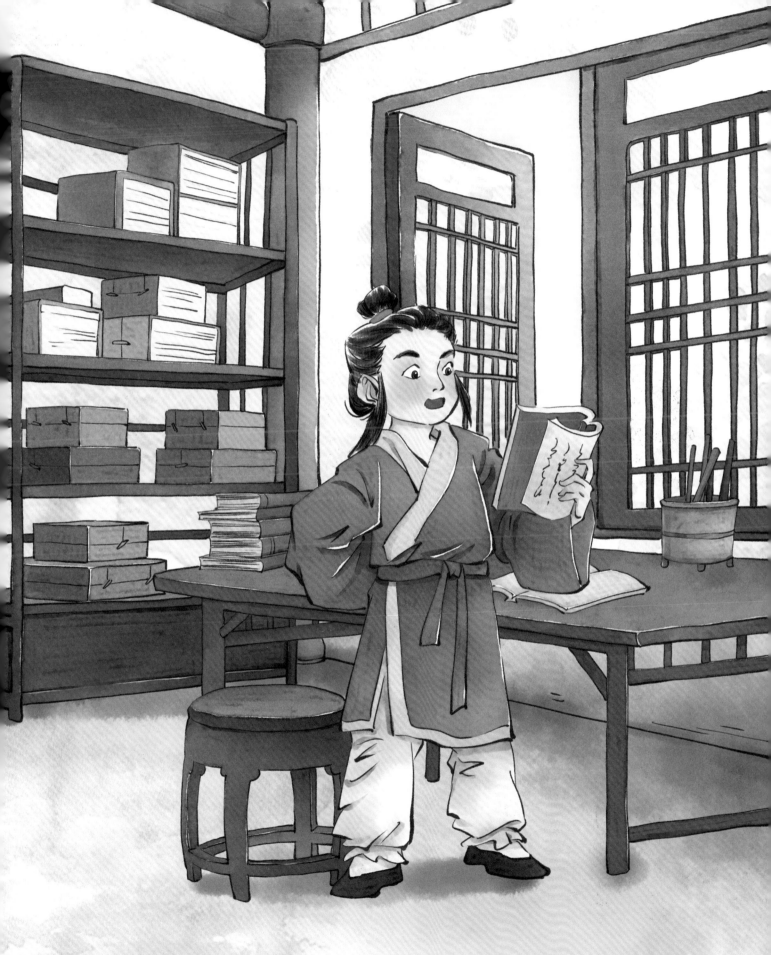

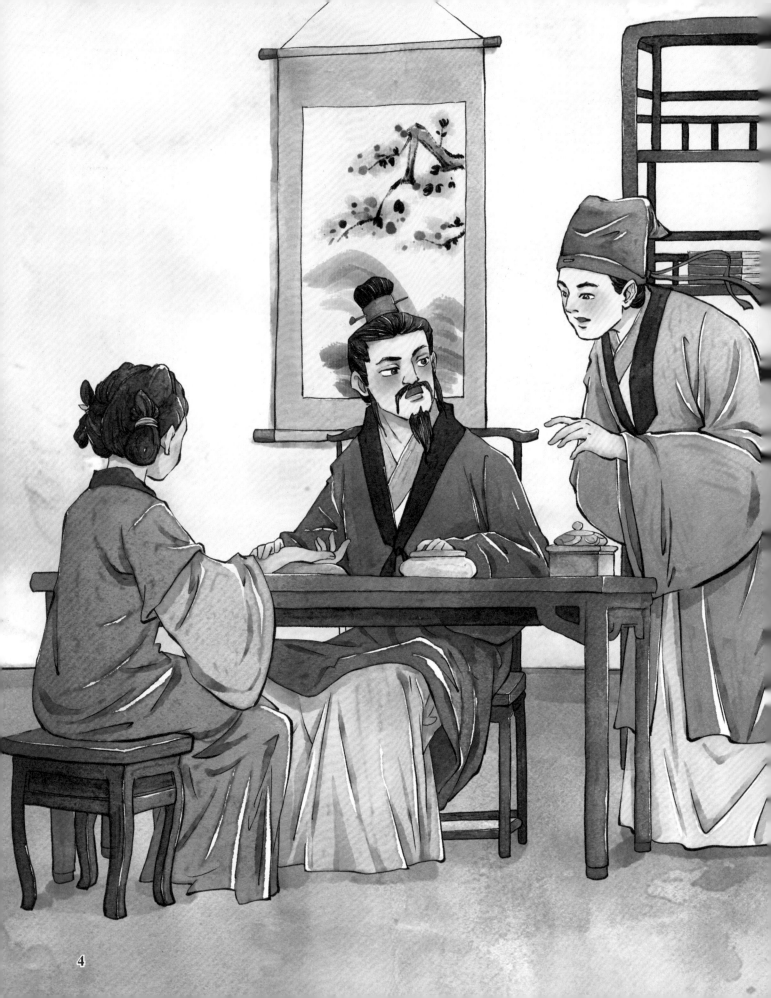

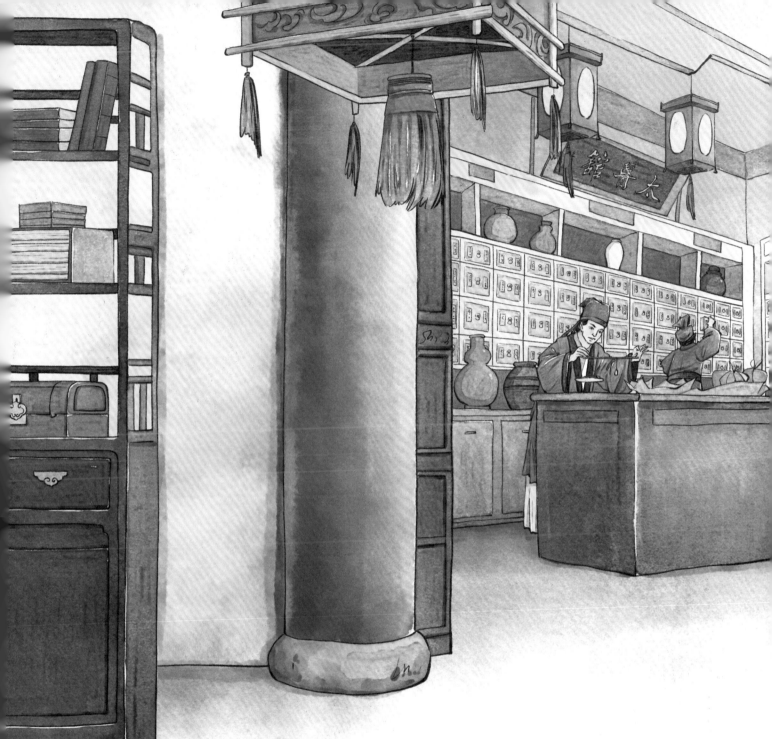

　　只不过，李时珍从小就热爱医学，对科考一点儿也不感兴趣，因此在三次赴考不中后，他便决定弃考学医，正式走上了从医之路。

　　李时珍一边跟着父亲学医，一边治病救人，很快便有了名气，甚至还被推荐到太医院工作。

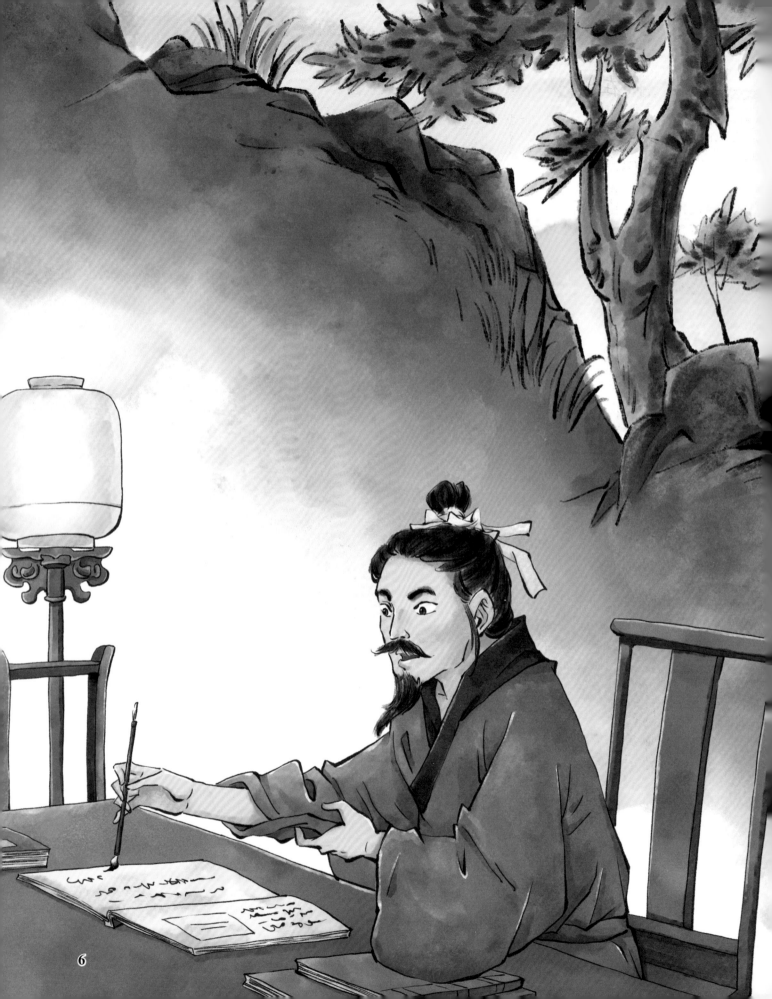

在李时珍治病行医的过程中，他发现古代的医药典籍有不少错误之处，于是他决定重新修编一部中药本草典籍。

从 1552 年开始，李时珍一边参考古代医药典籍，一边走访名山大川，拜访渔人、樵夫、药工等，最终在 1578 年完成了旷世巨著《本草纲目》。

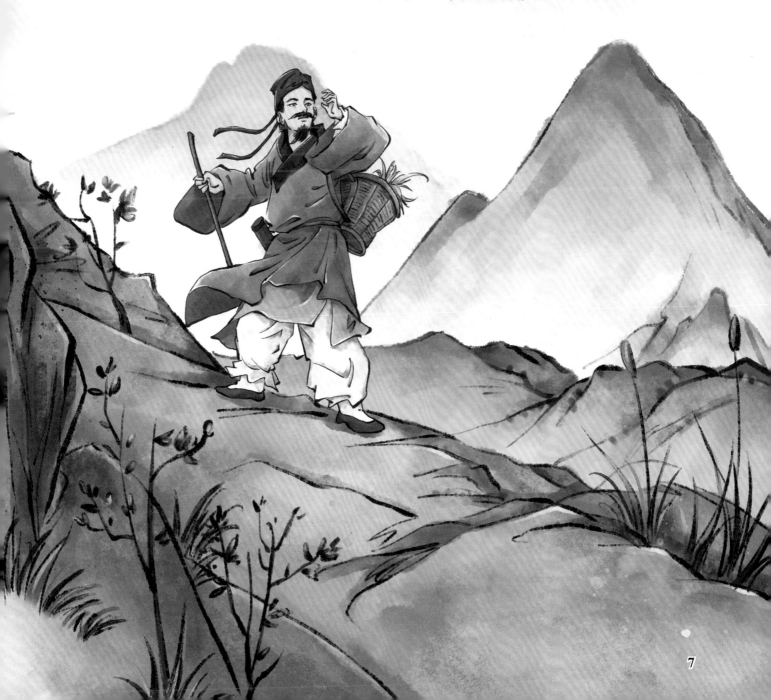

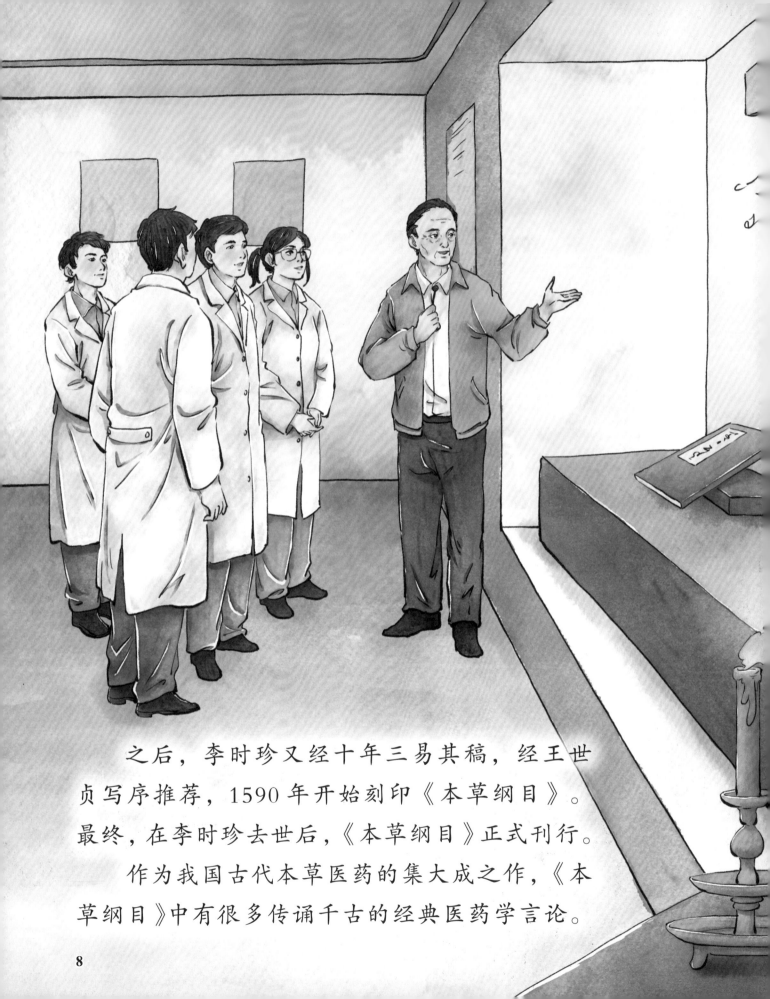

　　之后，李时珍又经十年三易其稿，经王世贞写序推荐，1590 年开始刻印《本草纲目》。最终，在李时珍去世后，《本草纲目》正式刊行。

　　作为我国古代本草医药的集大成之作，《本草纲目》中有很多传诵千古的经典医药学言论。

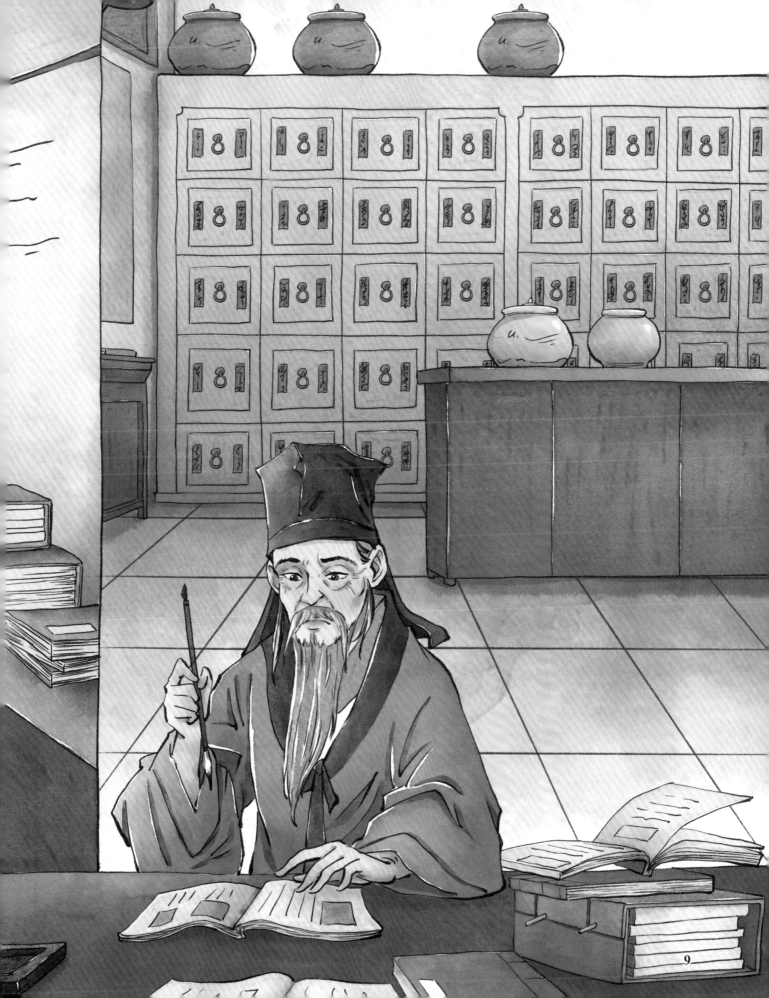

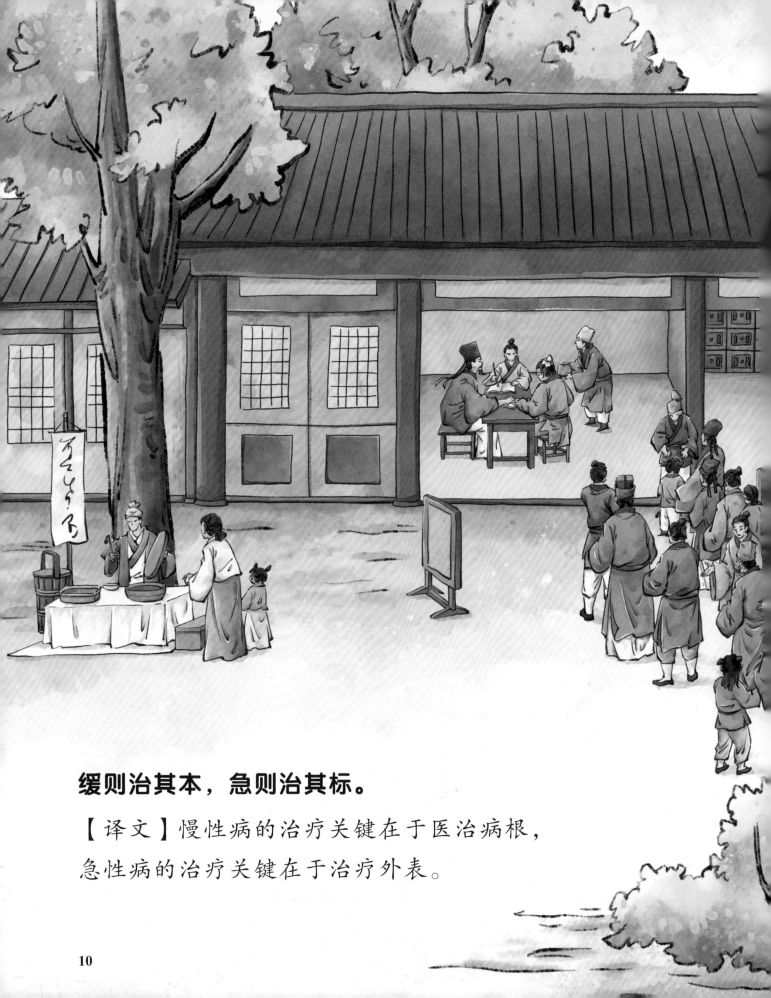

缓则治其本，急则治其标。

【译文】慢性病的治疗关键在于医治病根，急性病的治疗关键在于治疗外表。

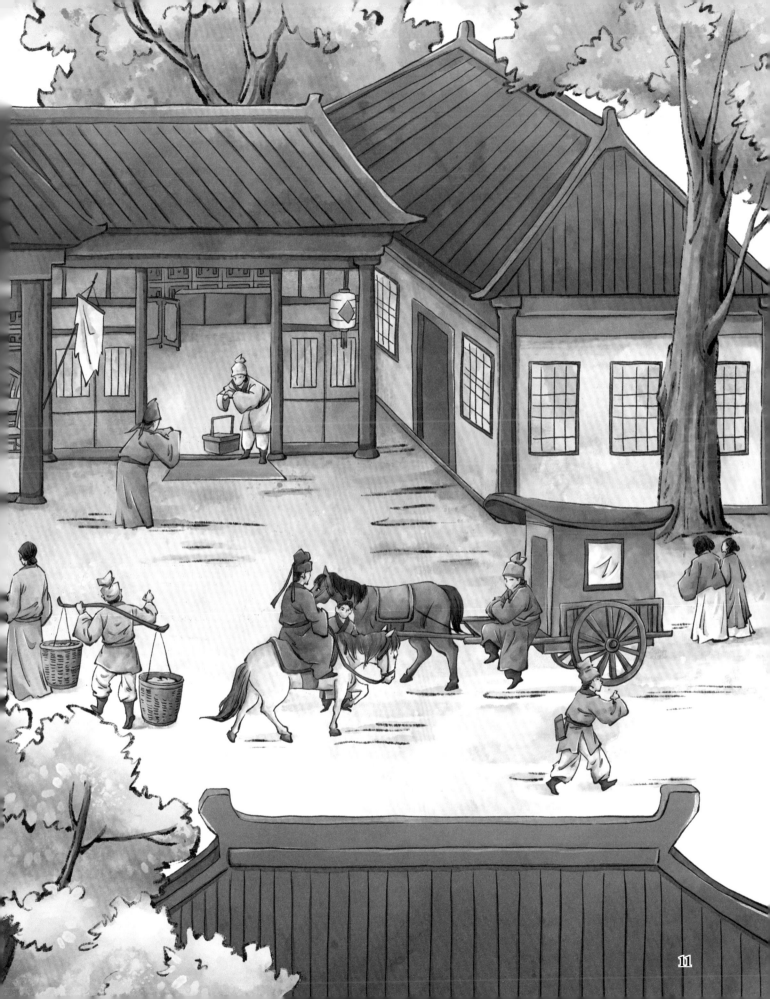

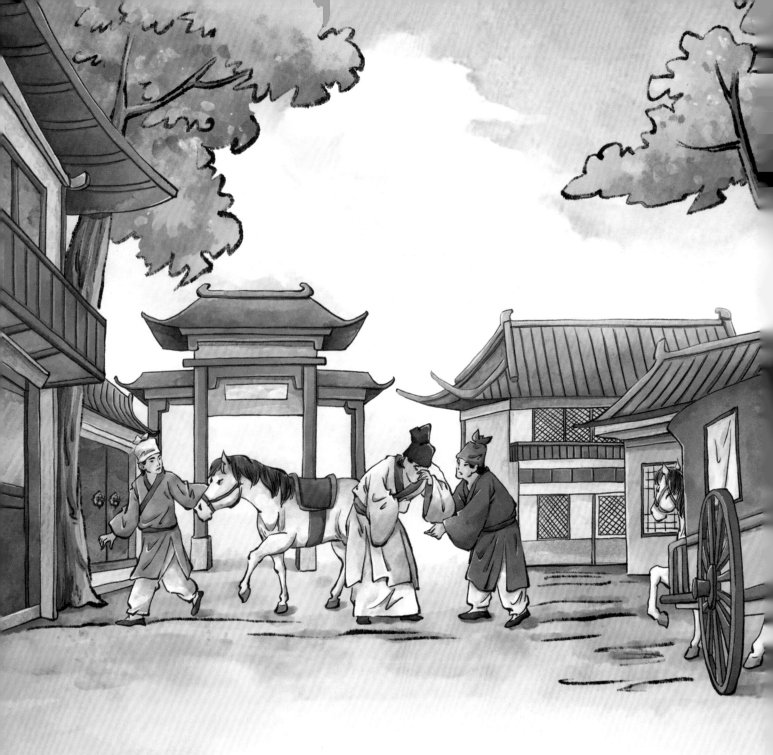

夫众病积聚，皆起于虚也，虚生百病。

【译文】世间大多数疾病的累积，都是因虚弱而产生，要知道百病皆生于虚弱。

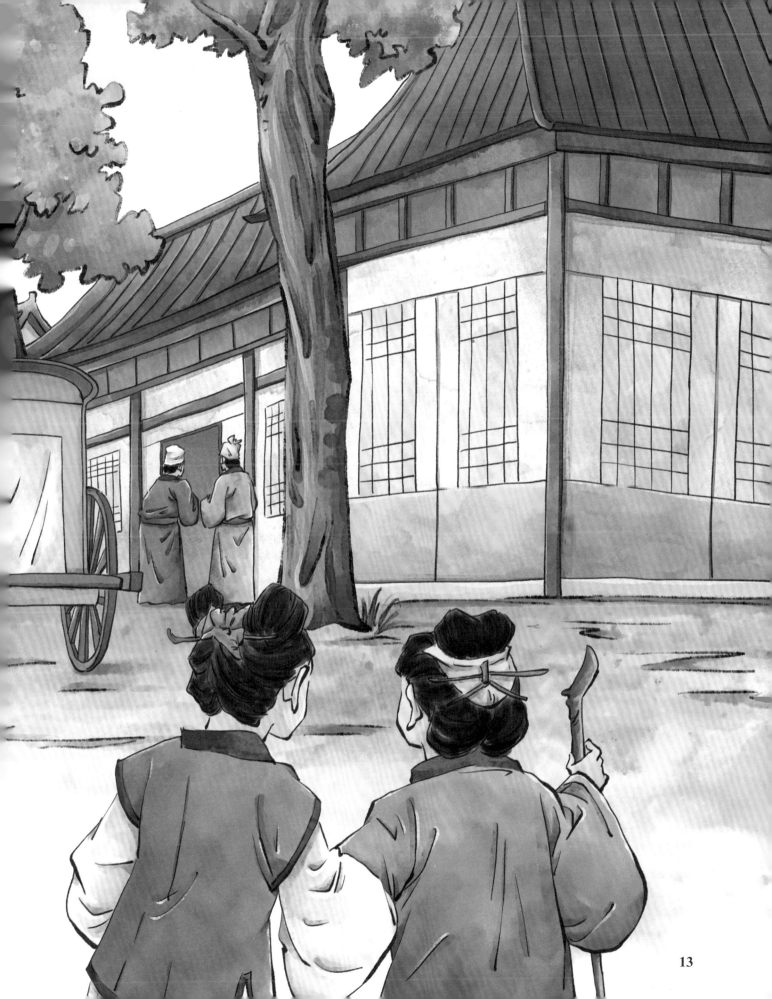

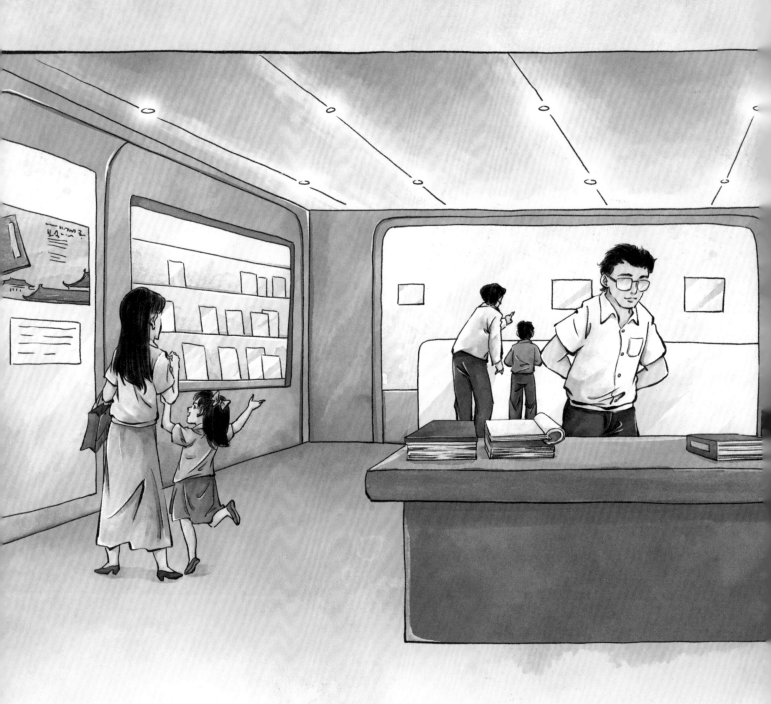

　　《本草纲目》全书五十二卷，共记载
了一千八百九十二种药物，其中植物本草
有一千多种。

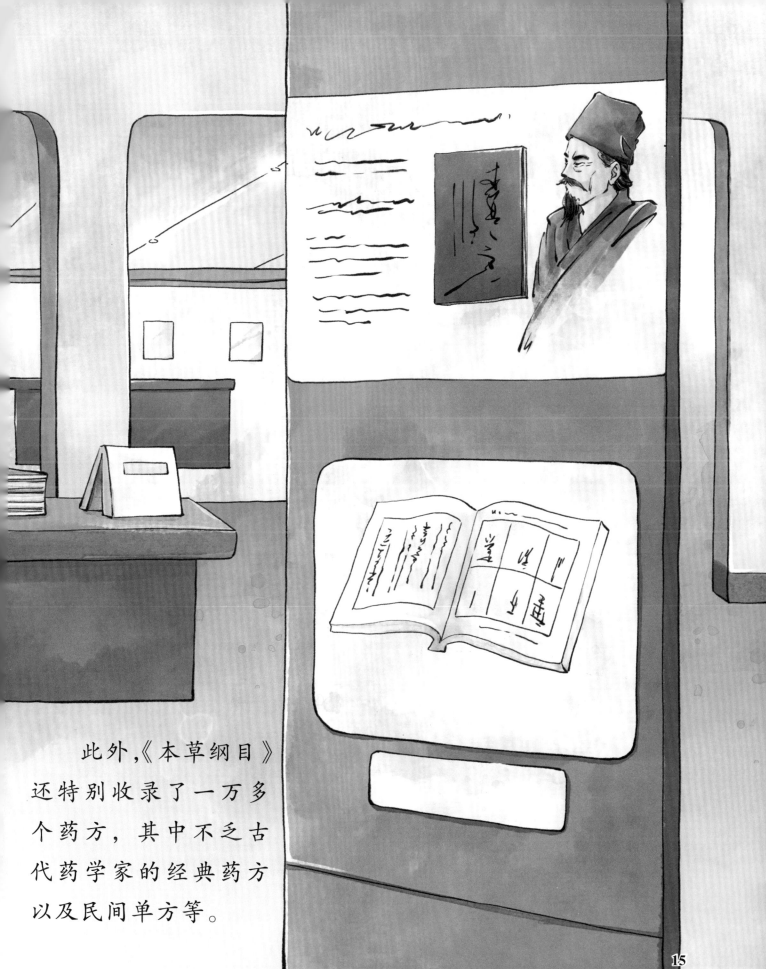

此外,《本草纲目》还特别收录了一万多个药方，其中不乏古代药学家的经典药方以及民间单方等。

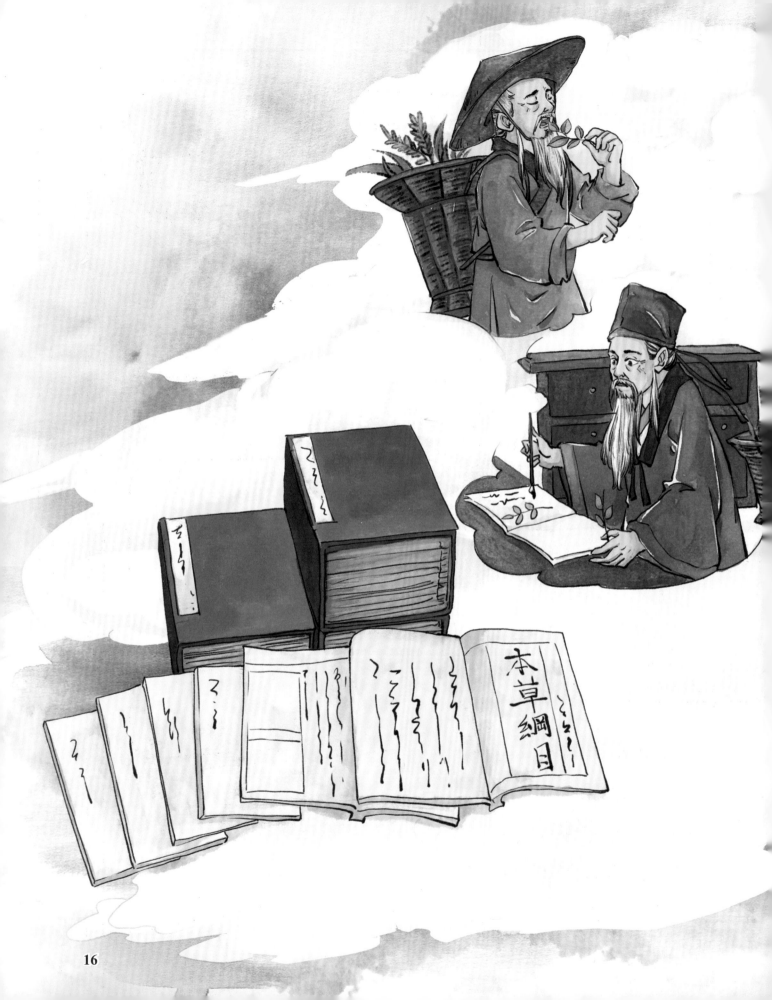

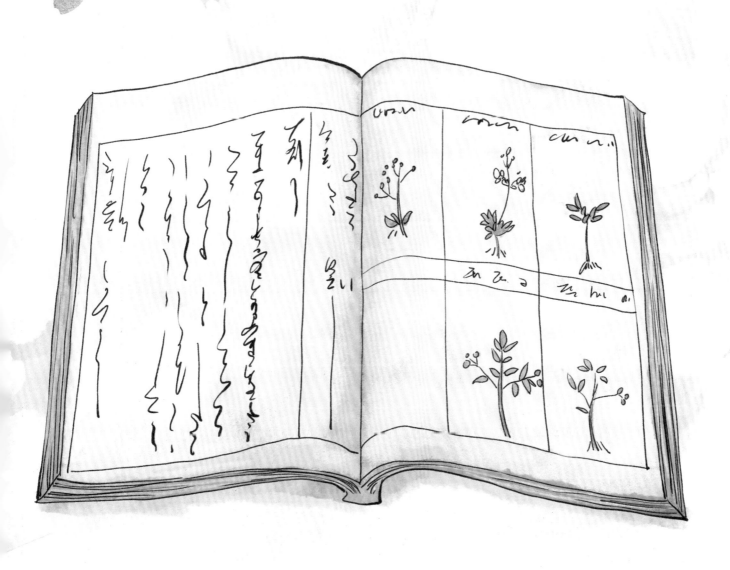

　　《本草纲目》清晰记载了每种药物的形态、气味、药效等，还对不同的药方功效进行了详细说明。

值得一提的是，李时珍还在继承前人医药学研究成果的基础上，进行了富有创见性的改进。

　　他将《本草纲目》中收录的药物分为水、火、土、金石、草、谷、菜、果、木、服器、虫、鳞、介、禽、兽、人共十六部约六十类。

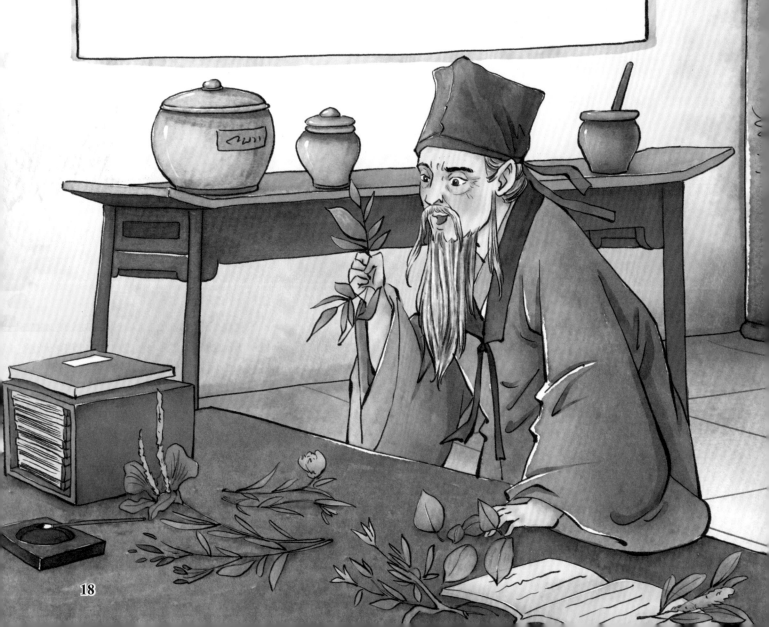

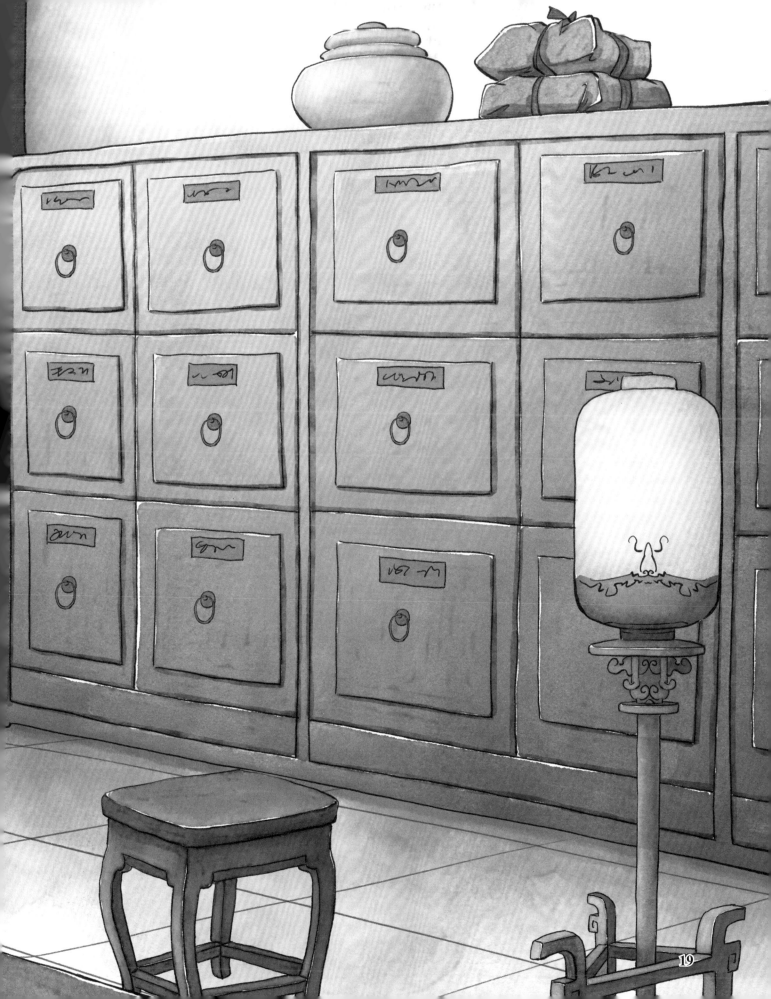

自《神农本草经》问世后，我国本草医药一直使用的是上、中、下三品分类法，这一分类方法持续了一千多年。

　　李时珍在此基础上除旧革新，将每种药物的正名标为纲，并在纲下设目，以此达到纲目明晰的效果。

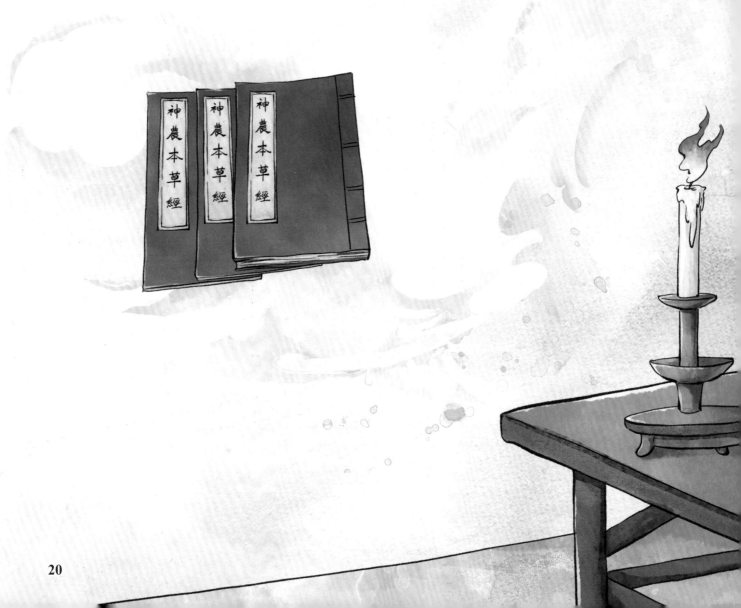

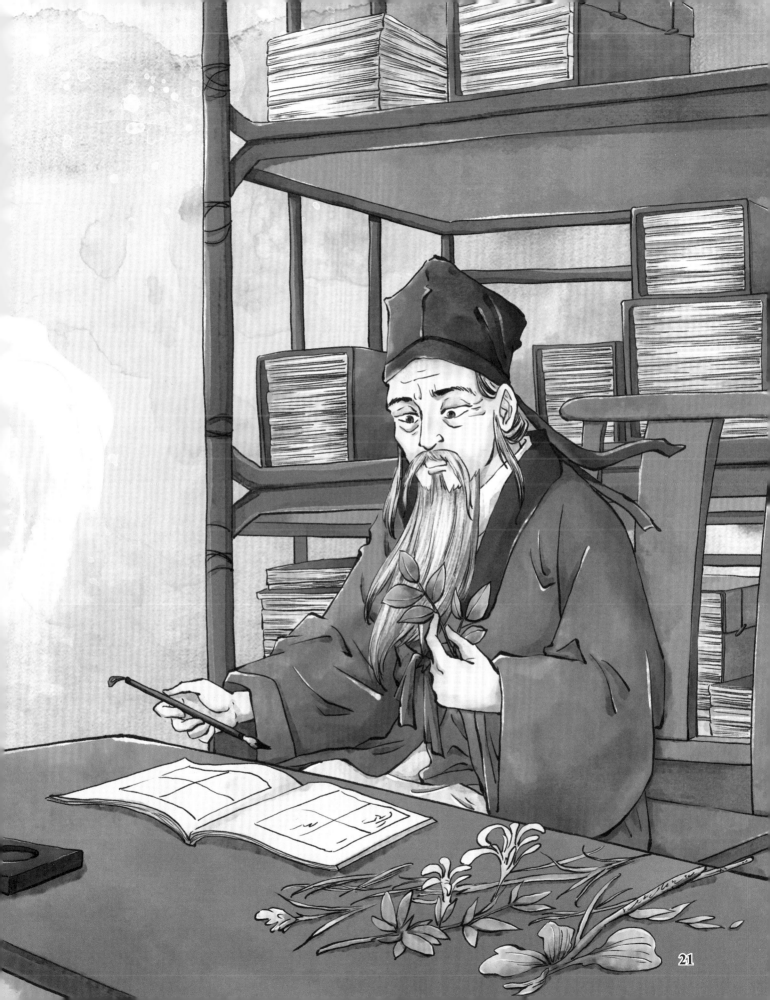

李时珍的故乡位于湖北东南的蕲春县，这里自古以来就有种植中草药的习俗，因而拥有十分丰富的药材资源，其中尤以"蕲春三宝"闻名。

　　"蕲春三宝"指的是蕲龟、蕲竹、蕲艾三种药材，李时珍在《本草纲目》中对它们的药性、疗效等都做了详细记载。

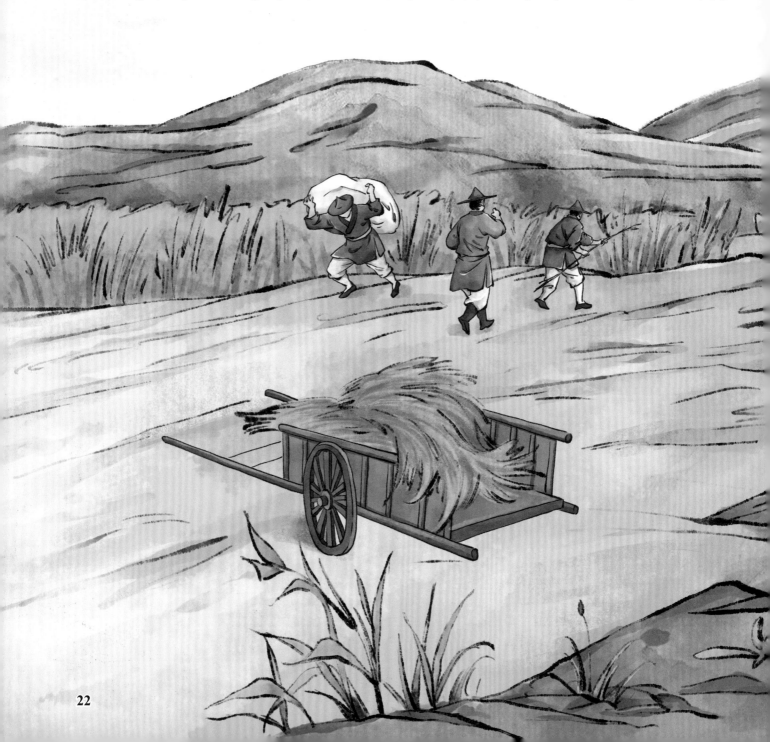

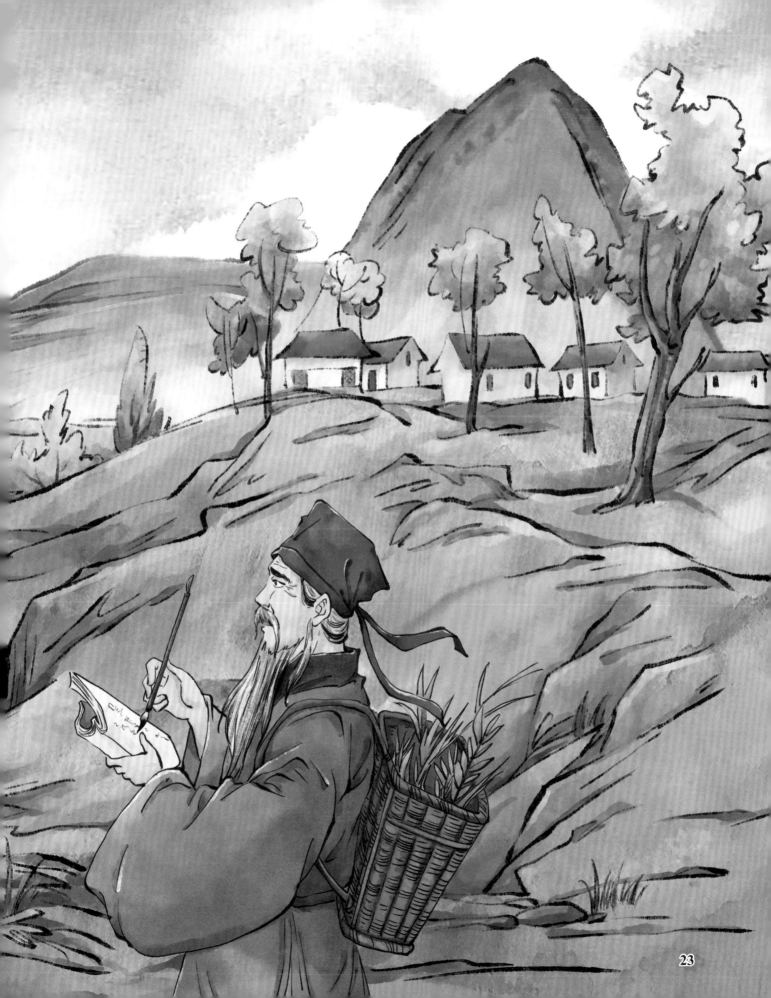

蕲龟俗称"绿毛龟"，它在滋补方面可以"与龟甲同功"；蕲竹又称"孝顺竹"，它有清热、泻火、熄风等作用；蕲艾味苦而辛，它有理气血、逐寒湿、清热止咳消痰等功效。

可以说，在寻访、记载药物的过程中，李时珍做出了承前启后式的贡献，一举使得我国本草学的知识得到了扩充和丰富，而他也因此被尊称为"药圣"。

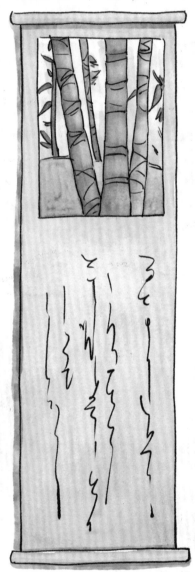
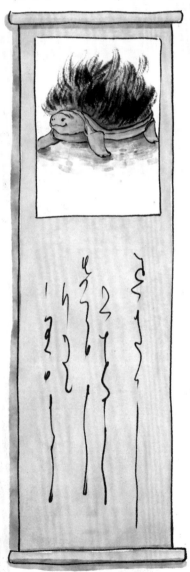
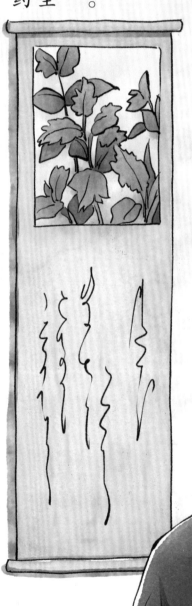

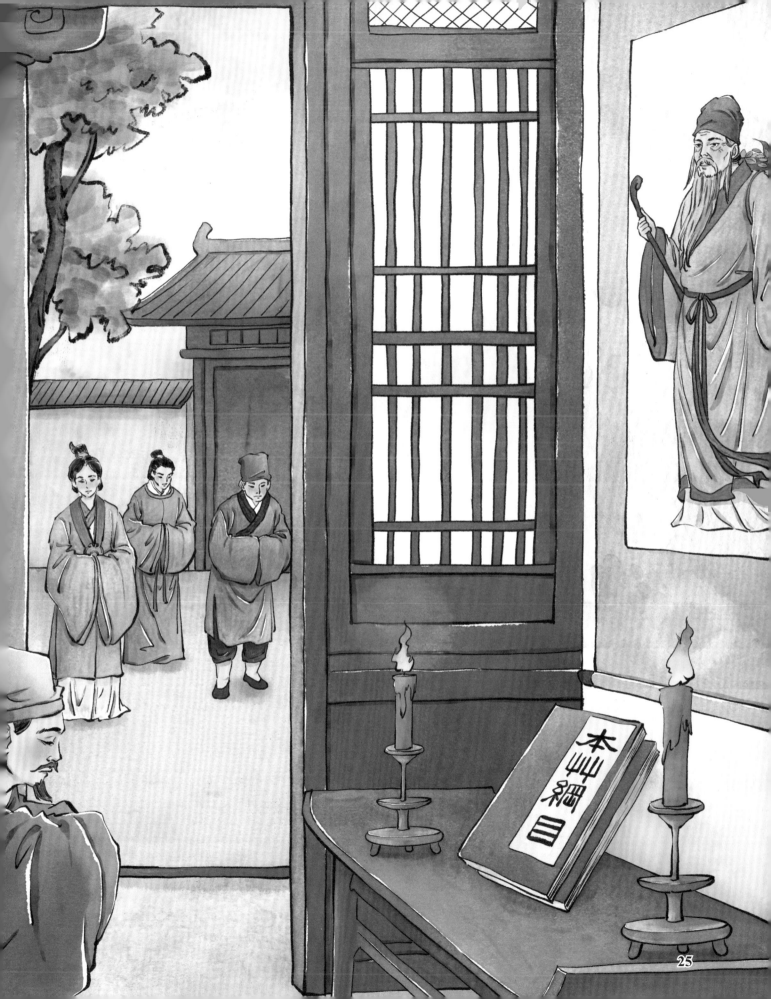

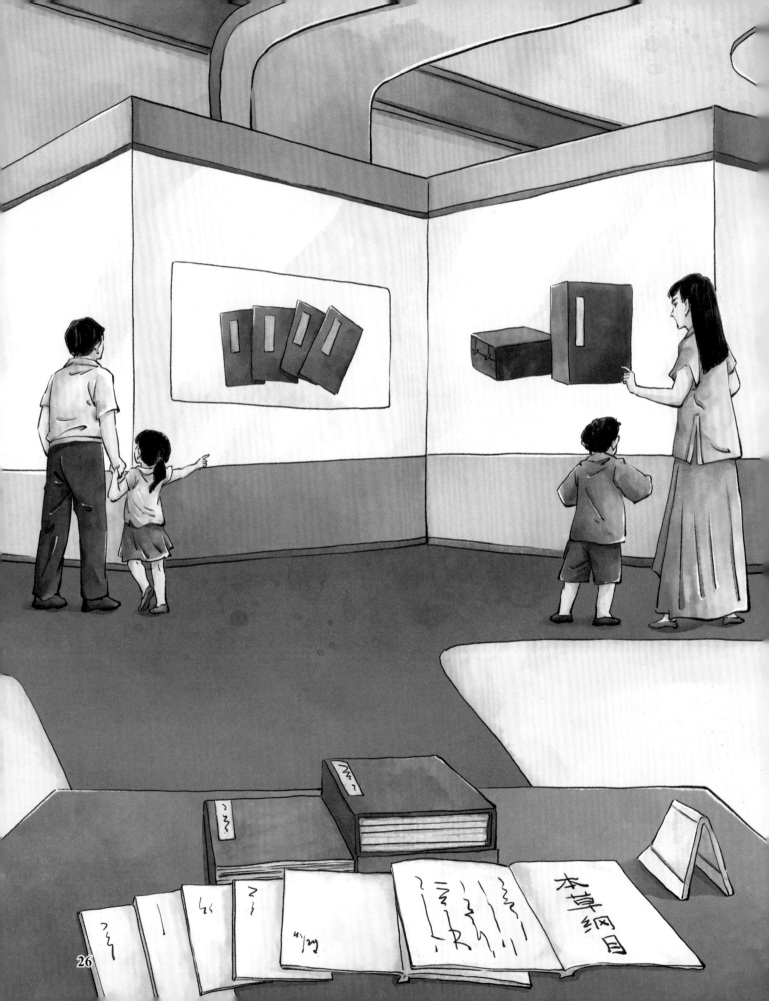

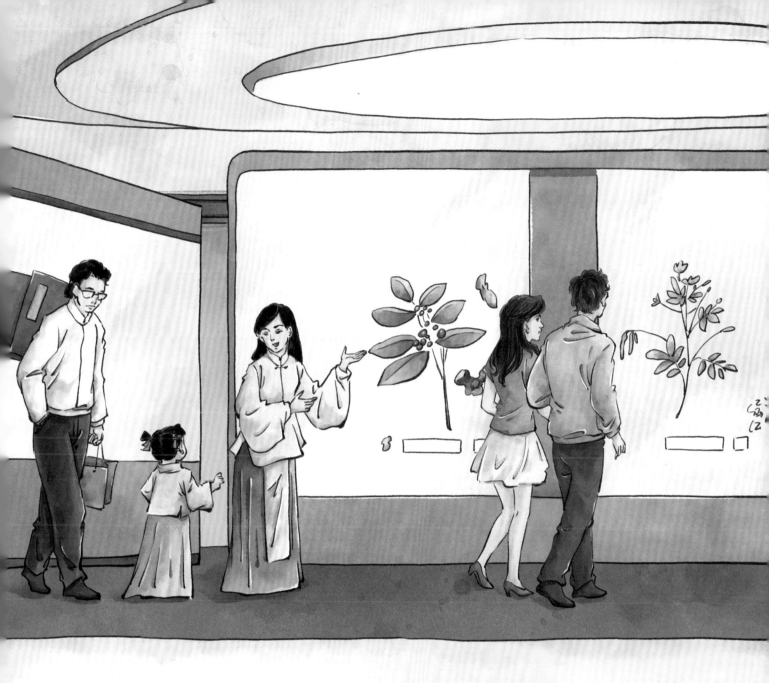

　　自问世以来，《本草纲目》就为我国本草医药学的发展起了积极的促进作用，而它也被翻译成日、韩、英、法、德、俄等多国文字，在世界各地传播。

　　为了更好地保护《本草纲目》，我国采取了以"数字化"为主的现代化保存措施，以此促进《本草纲目》的保护与传播。

图书在版编目（CIP）数据

图说《本草纲目》/ 张海君文；君阅动漫图 . --
石家庄 ：花山文艺出版社，2024.1
（典籍里的中国 / 聂晶主编）
ISBN 978-7-5511-0554-5

Ⅰ . ①图… Ⅱ . ①张… ②君… Ⅲ . ①《本草纲目》
—儿童读物 Ⅳ . ① R281.3-49

中国国家版本馆 CIP 数据核字（2023）第 171210 号

丛 书 名：典籍里的中国
主　　编：聂　晶
书　　名：**图说《本草纲目》**
　　　　　TUSHUO《BENCAOGANGMU》

著　　者：张海君 / 文　君阅动漫 / 图

选题策划：芦　军　杨晨莹
责任编辑：王李子
责任校对：李　伟
装帧设计：君阅天下
美术编辑：王爱芹
出版发行：花山文艺出版社（邮政编码：050061）
　　　　　（河北省石家庄市友谊北大街 330 号）
销售热线：0311-88643299/96/17
印　　刷：万卷书坊印刷（天津）有限公司
经　　销：新华书店
开　　本：889 mm×1120 mm 1/16
印　　张：2
字　　数：2.5 千字
版　　次：2024 年 1 月第 1 版
　　　　　2024 年 1 月第 1 次印刷
书　　号：ISBN 978-7-5511-0554-5
定　　价：39.90 元